CONSIDÉRATIONS ÉTIOLOGIQUES ET ANATOMIQUES

SUR

Le Siège, le Volume et la Fréquence

DES HERNIES

SUIVANT LES SEXES ET SUIVANT LES AGES

D'après 200 cas de hernies opérées

PAR

LE Dr A. PERRIOLLAT

LYON
A. REY, IMPRIMEUR DE LA FACULTÉ DE MÉDECINE
4, RUE GENTIL, 4

1896

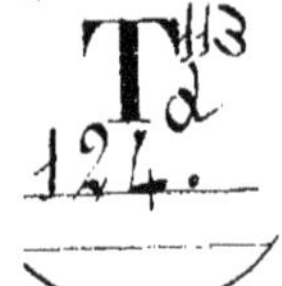

Considérations Étiologiques et Anatomiques

SUR

LE SIÈGE, LE VOLUME ET LA FRÉQUENCE

DES HERHIES

SUIVANT LES SEXES ET SUIVANT LES AGES

D'après 200 cas de hernies opérées

Lyon. — Imp. Pitrat Ainé, A. REY Succ., 4, rue Gentil. 12774

CONSIDÉRATIONS ÉTIOLOGIQUES ET ANATOMIQUES

SUR

Le Siège, le Volume et la Fréquence

DES HERNIES

SUIVANT LES SEXES ET SUIVANT LES AGES

D'après 200 cas de hernies opérées

PAR

LE Dr A. PERRIOLLAT

LYON

A. REY, IMPRIMEUR DE LA FACULTÉ DE MÉDECINE

4, RUE GENTIL, 4

—

1896

INTRODUCTION

On peut lire dans le compte rendu du neuvième congrès de chirurgie, tenu a Paris en 1895, une étude très détaillée portant sur l'examen de 10.000 observations de hernies recueillies à la consultation des bandages au Bureau central par M. le professeur Berger. Cette étude, qui est, en même temps une statistique, envisage la hernie suivant sa fréquence dans les deux sexes, ses relations avec l'âge de ceux qui la portent, les conditions étiologiques qui influent manifestement sur son développement et enfin les accidents et les complications qu'elle provoque.

Nous n'avons à Lyon aucun travail qui corresponde à celui du professeur Berger. Aussi, l'idée nous en ayant été suggérée, il nous a paru intéressant de faire en petit à Lyon ce qui a été fait en grand à Paris. Encouragé et guidé dans cette voie par M. le D[r] agrégé Jaboulay, chirurgien major désigné de l'Hôtel-Dieu, nous avons, d'après ses notes opératoires, fait porter notre examen sur 200 cas de hernies opérées par lui pendant les années 1890 et 1891. Ce chiffre relativement restreint ne nous permet pas de traiter ce sujet d'une façon aussi détaillée et aussi complète que cela a été fait à Paris. Notre intention est donc de limiter cette étude.

Au point de vue des résultats, ce travail se divisera en deux parties. Dans la première nous envisagerons la fréquence de la hernie dans les deux sexes, et, dans chacun d'eux, la fréquence relative des diverses espèces de hernies et des variétés anatomiques appartenant à chacune de ces espèces. Dans la seconde partie, on trouvera les relations de la hernie en général suivant l'âge des hernieux.

Cette statistique, quoique portant sur un nombre peu élevé de cas, doit donner une moyenne assez exacte grâce aux renseignements très précis que M. le Dr Jaboulay a eu l'amabilité de nous communiquer et aux pointages très minutieux que nous avons eu la patience de faire.

La forme générale et la division du sujet seront à peu près celles du professeur Berger à qui, nous en faisons l'aveu dès le début, nous empruntons aussi le cadre de ce travail. Il nous sera ainsi plus facile de vérifier si les résultats de nos recherches correspondent aux siens, partant on en verra bien mieux les divergences. Ces divergences se présenteront souvent, il est vrai, et parfois très accentuées ;

la raison en est que, dans la statistique de Paris, l'examen a porté sur des hernies de toute espèce à un moment quelconque de leur évolution ; la nôtre, au contraire, se localise strictement aux cas de hernies ayant nécessité une intervention curative ou dont les porteurs avaient demandé l'opération pour se débarrasser d'une infirmité gênante sinon douloureuse.

Nous sommes heureux d'avoir l'occasion, au début de ces pages, d'exprimer hautement notre reconnaissance à M. le Dr Jaboulay, au chirurgien expert autant qu'affable, à la bienveillance duquel nous devons les éléments de cette étude.

Nous prions aussi M. le professeur Laroyenne de vouloir bien accepter ici les sentiments de profonde gratitude pour la cordialité avec laquelle il nous a toujours accueilli et pour l'amabilité qu'il a encore en nous faisant l'honneur d'accepter la présidence de cette thèse.

Considérations Étiologiques et Anatomiques

SUR

LE SIÈGE, LE VOLUME ET LA FRÉQUENCE

DES HERNIES

SUIVANT LES SEXES ET SUIVANT LES AGES

D'après 200 cas de hernies opérées

CHAPITRE PREMIER

STATISTIQUE GÉNÉRALE. — FRÉQUENCE COMPARÉE DES DIVERSES ESPÈCES DE HERNIES

Les tableaux où nous avons réuni les chiffres indiquant la fréquence relative des hernies suivant leur siège, leur volume, leur nombre, sont divisés en quatre colonnes correspondant aux cas observés chez les sujets, hommes ou femmes, âgés de plus de quinze ans et chez ceux, garçons ou filles, qui n'avaient pas encore atteint cet âge. La cinquième colonne renferme le total des nombres obtenus pour une variété déterminée de hernies dans ces quatre catégories de cas. Cette division est du moins exacte pour le premier tableau donnant la répartition des cas de hernies simples. Nous y trouverons les variétés inguinale, crurale, ombilicale et épigastrique.

Les *hernies inguinales* réparties suivant leur degré de développement en pointe de hernies, hernie interstitielle, hernie pubienne, hernie scrotale. Pour ne pas multiplier trop les formes, nous avons mis dans la même catégorie que les hernies scrotales, les hernies de la grande lèvre chez la femme. Les *hernies crurales* sont simplement réparties en droite et gauche, si la hernie ne dépassent pas le volume d'une noix, elle est *moyenne* ; si le volume est plus considérable elle est *grosse*. Ainsi que pour les inguinales, un total général réunit la somme des hernies crurales droites et celle des hernies crurales gauches.

Quant aux *hernies ombilicales*, il est inutile de les définir. On n'a guère à se préoccuper, dans la pratique, de la distinction des hernies ombilicales et adombilicales, surtout en dehors de l'intervention chirurgicale.

Les *hernies épigastriques* et les *hernies obturatrices* terminent le tableau.

Le deuxième tableau renferme le relevé des hernies doubles. Un seul cas de hernie double ayant été rencontré chez une jeune fille de moins de quinze ans et aucun cas chez des garçons, ce tableau ne contient que deux colonnes correspondant aux cas observés chez les hommes et chez les femmes. On y trouvera ce que M. Berger appelle « les hernies de même nom » appartenant à droite et à gauche à la même espèce : *hernies inguinales doubles* et *hernies crurales doubles*. De plus quelques cas de hernie ombilicale associée à une inguinale.

Le troisième tableau renferme le relevé très court des cas de hernies triples : inguinales ou crurales doubles associées à des hernies inguinales d'un côté, crurales de l'autre.

Le quatrième tableau renferme le résumé général de

cette statistique. La seconde partie de ce tableau contient la sommation des hernies simples, doubles, triples, et, comme dernière vérification des nombres trouvés, nous arrivons pour ces deux relevés et par des voies différentes, à un total identique représentant le nombre de hernies relevées sur les 200 cas examinés et opérés dont nous avons utilisé les observations.

Tableau I. — Hernies simples.

	Hommes.	Femmes.	Garçons.	Filles.	
H. inguin. droites : pointes . .	2	»	1	»	
— — interstitielles.	14	1	5	»	
— — pubiennes . .	10	1	1	»	
— — scrotales . .	35	2	3	»	
Total. . . .	66	4	10	»	80
— gauches : pointes. .	»	»	»	»	
— — interstitielles.	5	»	»	»	
— — pubiennes . .	3	4	»	»	
— — scrotales . .	10	1	»	»	
Total. . . .	18	5	»	»	23
Total des hernies inguinales. .	84	9	10	»	103
H. crurales droites : moyennes.	10	23	»	1	
— — grosses . .	1	5	»	»	
Total. . . .	11	28	»	1	40
— gauches : moyennes.	4	12	»	»	
— — grosses. .	1	2	»	»	
Total. . . .	5	14	»	»	19
Total des hernies crurales . .	16	42	»	1	59
Hernie ombilicale	1	8	»	»	
— epigastrique	1	1	»	»	
— obturatrice.	1	1	»	»	
Total des hernies simples . .	103	61	10	1	175

Tableau II. — Hernies doubles.

Hernies inguinales doubles	Hommes.	Femmes.	
Pointes droites, pointes gauches. . .	2	»	
Interstitielle droite, interstielle gauche.	3	»	
Pubienne droite, Pubienne gauche. .	3	1	
Scrotales droites, scrotales gauches .	3	»	
Total	11	1	12
Hernies crurales doubles			
Moyenne droite, moyenne gauche . .	3	2	5
H. ombilicale associée à une inguinale.	3	»	3
Total des hernies doubles . . .	17	3	20

Tableau III. — Hernies triples.

Inguinale double, crurale droite. . .	1	»	»
Crurale double inguinale droite	1	1	
Total des hernies triples. . . .	2	1	3

Tableau IV. — Résumé général (1re partie).

	Hommes.	Femmes.	Garçons.	Filles.	
Hernies inguinales droites . .	84	12	10	»	106
— — gauches . .	30	8	»	»	38
Total. . . .	114	20	10	»	144
Hernies crurales droites. . .	16	31	»	1	48
— — gauches . .	8	17	»	»	25
Total. . . .	24	48	»	1	73
Hernie des arcades de Douglas.	2	»	»	»	
Hernies ombilicales	1	8	»	»	
H. ing. avec hydrocèle enkystée.	1	»	»	»	
Hernies épigastriques. . . .	1	1	»	»	
— obturatrices	1	1	»	»	
Hernie directe	1	»	»	»	
— inguinale à double sac .	1	»	»	»	
Total général	146	78	10	1	235

Tableau V. — Résumé général (2e partie).

	Hommes.	Femmes.	Garçons.	Filles.	
Hernies simples	105	61	10	1	177
— doubles.	17	3	»	»	30
— triples	2	1	»	»	3
Total des cas	124	65	10	1	200
Comprenant en totalité : hernies.	146	78	10	1	235

A la suite de ces tableaux nous avons placé l'énumération de quelques hernies présentant une forme particulièrement anormale au point de vue de leur direction, de leur siège, de leur contenu et de leur disposition anatomique. Les limites de ce travail, exclusivement réservé aux considérations statistiques, ne nous permettent pas de passer à l'étude de ces faits particuliers.

Quelques cas de hernies rares par leur siège et leur contenu.

Ces hernies sont comprises dans notre classement, et, bien qu'énumérées à part, elles n'y font pas double emploi. Nous les relatons, à titre de simple curiosité, à cause de leur originalité et de leur rareté.

Hernie directe inguinale droite	1
H. hypogastrique ou des arcades de Douglas.	2
Entérocèle et cystocèle, inguinale droite	1
— — — gauche	2
H. interstitielle inguinale avec hydrocèle enkystée du cordon.	1
H. inguin. à double sac	
H. inguin. de la trompe et de l'ovaire (enfant de douze ans) .	1

H. inguin, de la trompe sans l'ovaire (jeune fille vingt-trois ans). 1
H. cæcale inguin. (hommes) 3
H. inguin. droite avec une anse entière du côlon transverse. (hommes) 1
H. inguin. droite avec vessie et prostate (hommes) 1

Fréquence générale des hernies suivant les sexes.

En consultant le relevé général des cas compris dans cette statistique, l'on trouve tout d'abord que sur 200 observations 124 ont été recueillies sur des hommes, 65 sur des femmes, 10 sur des garçons de moins de 15 ans et une seule sur une jeune fille, soit en tout 134 cas pour les sujets du sexe masculin et 66 pour ceux du sexe féminin. Les premiers représentent donc 67 pour 100 des sujets atteints de hernies ; les seconds 33 pour 100, ou encore que le rapport des femmes atteintes de hernies aux hommes porteurs de cette infirmité est d'environ 1 à 2.

La statistique du professeur Berger donne 75 pour 100 des cas pour les hommes et 25 pour 100 pour les femmes, soit 1 à 3.

Le rapport 1 à 2 est encore bien plus élevé que celui de Monnikhoff d'Amsterdam et surtout que celui que Malgaigne avait déduit des relevés du Bureau central en 1836 et 1837 : ses chiffres sont les suivants :

En 1836 sur 2767 cas, 2203 hommes, 564 femmes.

En 1837 sur 2373 cas, 1884 hommes, 489 femmes, soit pour la première année la relation de 1 à 4 entre les cas appartenant au sexe masculin et ceux appartenant au sexe féminin, et de 1 à 3,8 pour la seconde année.

La statistique de la *London Truss Society* recueillie par Wernher pour les années 1860 à 1867 établit à peu près la même relation : celle de 1 à 3,98 pour les cas de hernie du sexe féminin à ceux observés dans le sexe masculin.

Une proportion encore plus faible est donnée par Jonathan Macready dans les relevés fournis par cette même Société de 1888 à 1890, soit de 1 à 5,1 pour les hernies du sexe féminin comparées à celles du sexe masculin. Les relevés les plus anciens de la Société des Bandages donneraient, d'après Malgaigne, la proportion de 1 à 6.

L'avis du professeur Berger est que sa statistique est celle qui se rapproche le plus de la vérité. Il la croit même inférieure à la proportion réelle, « car, dit-il, les femmes se décident plus difficilement et plus tard que les hommes à consulter. Cela tient à un sentiment de gêne ou de pudeur, à la négligence des soins corporels dans la classe inférieure, etc., et surtout à ce que la hernie est moins douloureuse chez la femme et la gêne bien moins souvent que chez l'homme dans l'exercice de sa profession ou dans l'accomplissement des travaux journaliers ».

Mais alors, d'après notre statistique, il semble que les femmes tendraient à s'affranchir de ce préjugé et comprendraient mieux à Lyon les préceptes de l'hygiène privée puisqu'elles se présentent à la visite dans la moitié des cas où les hommes se présentent. Mais la raison dominante est celle que nous avons donnée plus haut, c'est qu'il ne s'agit ici que de toute hernie demandant l'opération, et non de hernie à une période quelconque de son évolution. Quoi qu'il en soit, cette étude montre que les hernies sont bien plus fréquentes qu'on ne le croit généralement et que ne l'indiquent même les observations les mieux recueillies.

Fréquence relative des diverses espèces de hernies.

Cette relation sera faite à part chez l'homme et chez la femme.

I. — Hernies inguinales

A. *Hernie inguinale chez l'homme.*

On aura une idée de la fréquence de la hernie inguinale chez l'homme d'après les chiffres suivants :

Sur 103 sujets de plus de 15 ans atteints de hernies simples, 84 présentaient des hernies inguinales.

Sur 113 sujets masculins de tout âge porteurs de hernies simples, 94 présentaient des hernies inguinales.

La hernie inguinale représente donc 81,5 pour 100 des hernies simples chez l'homme à partir de l'adolescence et 83,2 pour 100 chez les sujets masculins de tout âge.

Parmi les hernies doubles, la prédominance de la hernie inguinale est plus frappante encore ; 17 sujets seulement en étaient porteurs à l'exclusion de tout autre espèce de hernie. En ajoutant à ce chiffre celui de 3 cas de hernie inguinale associée à une ombilicale, nous obtenons un total de 130 sujets masculins de tout âge porteurs de hernies inguinales.

Les deux sujets masculins affectés de hernie triple étaient atteints, l'un de hernie inguinale double, l'autre de hernie inguinale simple associées à des hernies crurales du côté opposé.

Il résulte de la statistique de M. Berger que 96 pour 100 des sujets masculins qui présentent des hernies simples ou multiples sont porteurs de hernies inguinales.

D'après la nôtre, sur 122 hernieux âgés de plus de 15 ans, 86 présentaient des hernies inguinales.

Sur 132 sujets masculins à tout âge, 96 présentaient des hernies inguinales.

De ces chiffres il résulte que 73 pour 100 environ des sujets masculins qui présentent des hernies simples ou multiples sont porteurs de hernies inguinales. Cette proportion est donc inférieure de 23 pour 100 sur celle de M. Berger.

Hernies inguinales simples et hernies inguinales doubles. — A l'encontre des résultats de M. Berger, la simple inspection de notre statistique montre l'énorme prédominance de la hernie inguinale simple sur la hernie inguinale double chez l'homme.

D'après M. Berger, chez les sujets masculins de tout âge, le chiffre des hernies est presque double du chiffre des hernieux. Au point de vue de la fréquence des hernies doubles, celle-ci est à la hernie simple dans la relation de 4,34 à 1.

Dans notre statistique, au contraire, sur 134 cas de hernies chez l'homme, nous trouvons 94 cas de hernies inguinales simples, 11 cas de hernies inguinales doubles ; ainsi, au point de vue de sa fréquence la hernie inguinale double est à la hernie inguinale simple comme 0,116 est à l'unité.

Cette divergence, bien que considérable a cependant sa raison d'être quand on considère sur quels cas particuliers porte notre travail. L'opération a toujours été faite soit pour étranglement, soit pour cure radicale simple. Il n'y a pas ici, comme à Paris, une consultation de bandages et, si les hernies doubles sont si rares dans nos 200 cas, cela tient sans doute à ce que la hernie double est bien moins sujette aux accidents que la hernie simple.

D'après la statistique de la Société des Bandages de Londres, analysée par Wernher, la proportion des hernies inguinales doubles aux hernies inguinales simples serait comme 0,64 est à 1.

La même proportion fut trouvée par Macready pour les années 1888, 1889 et 1890. Nous les réunissons dans le résumé suivant pour donner à l'opposition de ces résultats un caractère plus frappant.

	H. inguin. doubles	H. simples	Rapport
Société des Bandages de Londres 1860-1867 Wernher. . . .	15012	23433	0,64 à 1
Société des Bandages de Londres 1888-1890 Macready. . . .	6860	10569	0,64 à 1
Consultation du Bureau central 1881-1884 Berger.	4526	1042	4,34 à 1
Deux cents cas de hernies opérées 1890-1891 Lyon	134	11	0,116 à 1

La statistique de Lyon diffère donc beaucoup moins de celle de Londres que de celle de Paris.

Quand on arrive à des résultats aussi contraires dans des statistiques de cette importance, on ne peut imputer les différences accusées ni au hasard des séries, niaux erreurs de détail. Il faut que la méthode même, que la manière d'observer et de rassembler les faits aient été foncièrement différentes.

D'après le professeur Berger il y a plusieurs considérations qui doivent faire admettre que la prépondérance numérique des hernies inguinales doubles sur les hernies inguinales simples n'est pas aussi considérable que cela paraîtrait résulter des chiffres bruts recueillis dans sa statistique, et la plus sérieuse c'est qu'un très grand nombre de hernies inguinales simples, presque toutes celles qui sont de petit volume, restent en dehors de la statistique, car les malades ne viennent pas consulter pour des hernies de cet ordre.

Fréquence relative des hernies inguinales droites et gauches. — Résumant dans un tableau la fréquence relative des hernies inguinales droites et gauches au moment de la première application du bandage ; Wernher donne les chiffres suivants :

Hernies inguinales droites.	14888
— — gauches	8545

Relation des hernies inguinales droites aux hernies inguinales gauches : 1,74 à 1.

Macready a obtenu une proportion identique.

M. Berger arrive à un résultat un peu inférieur. Réunissant tous les cas de hernie inguinale droite et gauche sur les sujets masculins de tout âge, il arrive au résultat suivant :

Hernies inguinales droites	993
— — gauches	677

Relation des hernies inguinales droites aux hernies inguinales gauches : 1,46 à 1.

Pour nous :

Hernies inguinales droites.	94
— — gauches	30

Relation des hernies inguinales droites aux hernies inguinales gauches, 3 à 1.

L'équilibre est donc rompu d'une manière encore plus frappante dans notre statisti ue.

Dans notre cas particulier la conséquence qu'on peut en tirer c'est que les accidents herniaires sont beaucoup plus fréquents à droite, ou tout au moins que la douleur et la gêne fonctionnelles sont bien moins supportées de ce côté.

Hernies inguinales envisagées suivant leur volume. Volume des hernies droites et gauches. — Les statistiques anglaises sont muettes sur les données relatives au volume de la hernie et à sa forme. On a vu déjà que les hernies simples présentaient à cet égard la répartition suivante :

I. Hernies simples	droites	gauches
Pointes de hernie	3	
Hernie interstitielle.	19	5
Hernie pubienne.	11	3
Hernie scrotale	38	10

Les hernies inguinales doubles se répartissent d'une manière analogue.

II. Hernies doubles	droites	gauches
Pointe de hernie	2	2
Hernie interstitielle	3	3
Hernie pubienne.	3	3
Hernie scrotale	3	3

En consultant les tableaux du professeur Berger on voit que, soit à droite, soit à gauche, qu'il s'agisse de hernies inguinales simples ou d'inguinales doubles, la fréquence des hernies s'accroît des hernies à l'état de pointe aux hernies interstitielles, de celles-ci aux hernies pubiennes, et que cette fréquence diminue des hernies pubiennes aux hernies scrotales. De toutes les hernies inguinales, la hernie pubienne est donc la plus commune, mais quoique moins fréquente, la hernie scrotale ne lui est guère inférieure en nombre. On voit d'après les deux tableaux ci-dessus que telles ne peuvent être nos conclusions.

Pour nous, dans les hernies simples, la fréquence s'accroît bien des hernies à l'état de pointe aux hernies interstitielles mais elle décroît de celles-ci aux hernies pubiennes pour de nouveau s'accroître des hernies pubiennes aux hernies scrotales. Dans les hernies doubles la pointe de hernie est la moins commune, tandis que les trois autres variétés se présentent avec une fréquence égale. Si maintenant nous faisons deux classes de hernies inguinales, une pour les hernies qui s'engagent simplement dans le trajet inguinal (petites), l'autre pour celles qui l'ont franchi (grosses), en les réunissant en un total, nous avons le rapport suivant :

H. inguin. simples	droites	gauches
Petites	22	49
Grosses	48	13
Rapport	0,448	0,384

H. inguin. doubles	droites	gauches
Petites	5	5
Grosses	6	6
Rapport.	0,833	0,833

et en réunissant les hernies droites et gauches

H. inguin.	simples	doubles
Petites	27	10
Grosses	62	12
Rapport.	0,435	0,833

Par ces tableaux nous constatons que la relation du premier groupe au second est représenté par une fraction assez forte pour les hernies simples, beaucoup plus forte pour les hernies doubles qui se rapprochent de très près de l'unité.

Ainsi tandis que dans la statistique de Paris les petites hernies inguinales ne représentent que le 6,1 pour 100 du chiffre des moyennes et des grosses, pour les hernies inguinales simples, celui de notre statistique en représente le 43,3 pour 100 et pour les hernies doubles 83,3 pour 100, tandis que cette proportion est de 35,1 pour 100 à Paris. Nous nous sommes déjà expliqués sur la différence étonnante qui existe entre ces deux statistiques, cette infériorité numérique tient en grande partie à ce que le malade ne vient pas consulter pour une hernie qui n'est qu'apparente et qui, le plus souvent ne détermine pas de gêne.

D'après nos cas de hernies observés, les hernies inguinales moyennes, celles qui sont à l'état de hernies pubiennes ou bubonocèles ne sont pas, et de beaucoup, les plus fréquentes comme à Paris. Les hernies scrotales sont chez nous aux pubiennes comme 3 est à 1, et pour Paris cette proportion est comme 0,5 est à l'unité.

Quant au volume relatif des hernies inguinales droites et gauches dans la hernie double, nous trouvons sur nos 11 cas de hernies inguinales doubles les droites égales aux gauches dans tous les cas.

Hernie inguinale droite = hernie inguinale gauche. Cette proportion ne se trouve que dans 42 pour 100 des cas de M. Berger. Dans sa statistique sur 4526 cas de hernies inguinales doubles il trouve :

H. inguin.	droite	>	H. inguin.	gauche.	1470	32,5 °/₀
—	—	<	—	—	2143	25,2 °/₀
—	—	=	—	—	1910	42,2 °/₀

Pour M. Berger, la prédominance du côté droit ne s'affirme que pour les grosses hernies, les hernies scrotales. Pour nous, la prédominance des droites est aussi la plus accusée pour les hernies scrotales, mais elle se fait aussi manifestement sentir pour les trois autres variétés et spécialement pour la pubienne droite.

Pour les sujets masculins âgés de moins de quinze ans, M. Berger trouve un résultat qui est sensiblement le même que celui trouvé pour les adolescents et les adultes.

La relation des hernies droites aux hernies gauches pour les hernies simples est comme 2,27 est à l'unité, tandis que chez l'adulte elle est dans la relation de 1,14 à 1 seulement.

Pour les inguinales doubles l'équilibre est rompu en faveur des hernies pubiennes ; puis viennent les scrotales, enfin les interstitielles et les pointes en quantité fort inférieure. Le rapport des petites hernies aux moyennes et aux grandes est fort inférieur à celui qu'il avait obtenu de l'adulte. Enfin, si au-dessous de quinze ans les hernies inguinales doubles présentent plus souvent encore que chez l'adulte un volume égal des deux côtés, quand une des hernies l'emporte sur l'autre, c'est ordinairement celle du côté droit.

Fréquence des hernies inguinales congénitales. — Nous considérons comme hernies inguinales congénitales toutes celles, et celles seulement, qui étaient manifestement des hernies péritonéo-vaginales.

Le tableau suivant montre la fréquence relative des hernies inguinales congénitales dans le sexe masculin au-dessus et au-dessous de la quinzième année. Les hernies sont réparties suivant qu'elles sont ou non compliquées d'ectopie testiculaire. On voit d'abord que les hernies vaginales testiculaires, celles dans lesquelles la hernie descend jusqu'au fond de la vaginale communicante sont bien moins nombreuses que les vaginales funiculaires, c'est-à-dire celles qui s'arrêtent au sommet du testicule. La relation inverse est donnée par M. Berger.

Cependant les constatations faites au cours des opérations de cure radicale permettent d'être absolument fixés aujourd'hui sur la fréquence plus grande des hernies funiculaires congénitales. On pourrait même dans la grande majorité des cas considérer la hernie inguinale oblique externe comme procédant d'une origine congénitale.

Hernies congénitales	hommes
Sans ectopie testiculaire, H. vagin. testiculaires . .	10
— funiculaires. .	16
Total.	26
Avec ectopie abdominale interstitielle H. simples . .	6
Total des hernies congénitales.	32

Sur ces 32 cas de hernies inguinales, 2 cas seulement sont situés du côté gauche. La prédominance du côté droit est donc bien évidente. Chez l'enfant, on sait que l'absence complète du testicule, dans un certain nombre de cas, peut n'être qu'une évolution retardée et qui se complétera encore. Chez l'adulte même, l'ectopie abdominale correspondant à la hernie, est encore une des anomalies les plus communes, dont la fréquence, selon M. Berger, est l'arrêt du testicule à l'anneau externe ou un peu au dessous de lui.

Parmi les autres anomalies ou malformations qui accompagnent parfois l'existence d'une hernie inguinale, nous avons encore recueilli un cas de hernie inguinale droite, dans lequel l'épididyme et le testicule étaient indépendants et n'étaient reliés que par de grosses veines. Un second cas de hernie inguinale gauche avec ectopie testiculaire pour lequel l'épididyme était déroulé et adhérait seulement par la queue au testicule. Macréady, par un raisonnement se basant sur les rapports de la hernie vaginale scrotale aux hernies scrotales communes, arrive à l'estimation de la fréquence des hernies congénitales dans le rapport de 1/44,7.

D'après M. Berger, ce rapport serait un peu plus élevé 1/37,6. D'après nos calculs, sur 124 cas de hernies inguinales chez l'homme à tout âge, nous arrivons à un rapport deux fois plus élevé que celui de Macready et de près de 1/3 plus fort que celui de M. Berger, soit 1/20,66. Cette proportion se rapprocherait donc de la vérité, car, dit lui-même M. Berger « il faut se souvenir que l'examen direct ne peut nous amener à reconnaître qu'une partie et probablement même qu'une partie assez restreinte des hernies inguinales congénitales ».

Hernies inguinales obliques et hernies inguinales directes. — La plupart des auteurs, depuis Malgaigne, comprennent sous le nom de hernies directes une variété de hernies inguinales qui ne détermine pas le relief au niveau du trajet inguinal, parallèlement ou obliquement par rapport à l'arcade de Fallope, ne suivant pas la direction du cordon. Le doigt qui refoule la hernie dans le trajet inguinal pénètre directement dans le ventre d'avant en arrière, sans être obligé de suivre un trajet oblique dans la paroi. Elles forment un groupe clinique assez important de hernies inguinales, le plus souvent doubles et aussi fréquentes à gauche qu'à droite. Pour M. Berger, le plus grand nombre de ces hernies directes en apparence, diffère beaucoup des caractères anatomiques précis de la véritable hernie directe classique, celle qui se fait par la fossette inguinale interne en dedans des vaisseaux épigastriques. Elles ne seraient en réalité que des hernies obliques externes.

Nous ne sommes pas loin d'admettre cette idée, d'une part à cause du cas unique que nous avons rencontré, et, d'autre part, parce qu'on peut voir des hernies directes présenter un relief oblique parallèle à l'arcade de Fallope et descendre plus ou moins bas dans le scrotum, comme le font les hernies obliques externes.

Macready conclut à un chiffre de 6 pour 100 comme représentant la fréquence de la hernie directe comparée à la hernie oblique externe. Pour M. Berger, cette évaluation ne peut être considérée comme une déduction rigoureuse des faits, d'ailleurs en nombre fort insuffisant, puisque sur ses relevés de 13.909 cas de hernies inguinales, il n'a noté que 249 cas de hernies directes, soit 1 pour 100 et qu'il a toujours accompagné cette mention d'un point d'interrogation.

C'est notre statistique qui se rapprocherait alors le plus de la vérité, puisque sa relation n'est que 81 pour 100. Mais elle est encore bien supérieure à sa réalité.

B. *Hernie inguinale chez la femme.*

Sur 78 cas de hernies chez les femmes âgées de plus de 15 ans, nous avons relevé 9 cas de hernies inguinales simples, 1 seul cas de hernie inguinale double, 1 seul cas également de hernie inguinale associée à une hernie crurale double. En résumé, sur 78 femmes âgées de plus de 15 ans, 11, c'est-à-dire 14,1 pour 100 présentaient des hernies inguinales. Cette proportion est bien inférieure à celle qu'accuse la statistique de M. Berger. D'après ses observations, sur 2229 femmes âgées de plus de 15 ans, 1006, c'est-à-dire 44,6 pour 100 étaient porteuses de hernies inguinales. Elle est donc supérieure à la nôtre dans les 2/3 des cas environ. A Lyon, aucun enfant du sexe féminin n'a été trouvé porteur de hernie inguinale simple ou double; tandis qu'à Paris, 38 pour 100 de leur nombre présentaient des hernies inguinales.

Dans cette même statistique, sur 2534 sujets féminins de tout âge présentant des hernies, 1123, c'est-à-dire 43,3 pour 100 présentaient donc des hernies simples ou doubles seules ou associées à d'autres hernies. Dans la nôtre, nous avons vu que la proportion était de 14,1 pour 100.

D'après M. Berger, la hernie inguinale double est moitié moins fréquente chez la femme que la hernie inguinale simple. Cette même relation est encore plus faible dans la statistique de la Société des Bandages de Londres. Wernher a trouvé dans les relevés des années 1860 à 1867, 891 cas de hernies inguinales doubles pour 2326 cas de hernies inguinales simples, droites ou gauches, soit une proportion de 34 ou d'un tiers pour les hernies inguinales doubles.

Le même chiffre de 34 est également donné par les relevés de Macready, recueillis pendant les années 1888 à 1890, à la même Société.

Après la hernie inguinale double, l'association la plus fréquente de la hernie inguinale à une autre hernie chez la femme adulte est l'association à la hernie crurale du côté opposé. Nous avons même trouvé dans notre statistique un cas où une inguinale droite était associée à une double crurale du côté opposé.

L'influence du côté droit sur la plus grande fréquence des hernies inguinales est très peu marquée chez la femme; toutes les statistiques donnent néanmois une légère prédominance pour la hernie inguinale droite.

Dans la nôtre, au contraire, nous trouvons une prédominance des inguinales gauches sur les droites. Voici d'ailleurs les chiffres comparés, fournis par notre statistique et par celle de Wernher et de Macready :

H. inguin. chez la femme	droites	gauches	Rapport
Société des Bandages de Londres, 1860-1867, Wernher	1257	1069	1,18 — 1
Société des Bandages de Londres, 1888-1890, Macready	697	612	1,11 — 1
Bureau central Berger.	348	290	1,2 — 1
200 cas de hernies opérées à Lyon . . .	4	5	0,8 — 1

D'après M. Berger, la hernie pubienne l'emporte de beaucoup en fréquence sur les autres variétés de la hernie inguinale simple ou double (la hernie de la grande lèvre s'observant à peine dans le 1/5 des cas). Pour nous, cette proportion est la même pour les inguinales gauches; elle est inverse pour les droites.

Quant aux hernies congénitales chez la femme, nous avons constaté 4 cas de vaginales simples et 2 cas de vaginales doubles par persistance du canal de Nuck.

II. — Hernies crurales

En parlant des hernies crurales, le professeur Berger insiste longuement sur la difficulté du diagnostic. D'après lui, ce diagnostic, même dans les cas les plus ordinaires, était souvent en défaut et que c'était trop ordinairement tout à fait à l'aventure que des médecins ou même des bandagistes concluaient à l'existence d'une hernie inguinale ou d'une hernie crurale. Ceci est surtout dit à propos des hernies de moyen volume, pour celles qui ne dépassent pas les limites de la région moyenne du pli de l'aine. Mais cette difficulté ne doit pas entrer en ligne de compte dans notre statistique et les chiffres que je fournirai seront rigoureusement exacts, puisque le diagnostic ferme a toujours été confirmé ou rectifié par une opération.

A. *Hernies crurales chez l'homme.*

D'après M. Berger, la hernie crurale est rarement simple chez l'homme ; le rapport des hernies crurales doubles serait de 3,6 pour 100 du nombre des hernies simples.

Dans notre statistique, sur 105 cas de hernies simples chez l'homme, nous avons observé 16 hernies crurales soit 15,38 pour 100 du nombre des hernies simples. Ce rapport est donc 5 fois plus élevé que celui de la statistique parisienne. Ce qui tendrait à infirmer la première affirmation de M. Berger, au moins pour les hernies crurales opérées. De plus nous n'avons rencontré la crurale que deux fois associée à une inguinale droite, tandis que M. Berger a observé fréquemment cette coïncidence.

Le relevé de la totalité des cas de hernies crurales notés dans notre statistique, donne pour le sexe masculin : hernies crurales simples 16, doubles, 3, associées à une hernie inguinale du côté opposé, 2. Ainsi sur 108 adolescents ou adultes 24, soit 22, 23 pour 100 portent des hernies crurales simples ou associées à d'autres hernies. Cette proportion est plus de 3 fois supérieure à celle de M. Berger qui n'admet que 6,6 pour 100. Elle est encore moindre en combinant ce pour cent a celui donné par les sujets masculins au-dessous de 16 ; il n'est plus alors que de 5,6 pour 100. La statistique parisienne fournit de plus un résultat nouveau tout à fait contraire au nôtre, c'est que, pour la hernie crurale, un peu moins cependant que pour la hernie inguinale chez l'homme, les hernies multiples sont la règle et les hernies uniques l'exception. Ce qui prouverait que dans les accidents herniaires, les hernies crurales de même que les inguinales, font dévier les statistiques dans le sens de la plus grande fréquence pour les hernies simples.

Les résultats des statistiques anglaises, soit d'après les relevés de Macready, soit d'après ceux de Wernher, se rapprochent beaucoup plus des nôtres que de ceux de M. Berger.

Ainsi chez l'homme, les hernies opérées sont habituellement simples. Encore une fois cette opposition dans les résultats indique manifestement une différence dans la manière dont les éléments qui composent ces statistiques ont été recueillis éléments se rapportant à toute espèce de hernies, à Paris et à Londres, et n'ayant trait à Lyon qu'à celles qui ont nécessité une intervention radicale.

Les hernies crurales droites chez l'homme l'emportent en fréquence sur les hernies crurales gauches. Wernher a trouvé 504 hernies crurales du côté droit pour 288 du côté gauche. Macready a relevé 172 cas de hernie crurale droite pour 111 de gauche ; le Professeur Berger 328 du côté droit pour 226 du côté gauche soit 1,45 à 1. En faisant le relevé de tous les cas de hernies crurales droites et gauches qui se trouvent réunis parmi les hernies simples, doubles ou multiples, nous trouvons 16 hernies crurales du côté droit pour 9 hernies crurales gauches, c'est-à-dire une prépondérance pour les premières aux secondes comme 1,77 est à l'unité.

Quant au volume des hernies crurales chez l'homme, on

peut affirmer que les hernies de moyenne ou de petite dimension l'emportent de beaucoup sur les grosses, moins cependant dans les statistiques que dans la réalité où la majorité des petites hernies crurales doit être méconnue. Cependant dans notre statistique le rapport est absolu car toutes ont été examinées de visu.

Quand la hernie est double, le plus souvent elle est également développée des deux côtés, un seul cas de hernie crurale double associée à une inguinale droite présentait un développement plus grand du côté droit que du côté gauche.

B. *Hernies crurales chez la femme.*

Sur 61 cas de hernies simples observés chez la femme âgée de plus de quinze ans, 42 se rapportaient à des hernies crurales. La hernie crurale représente donc 60,88 pour 100 des hernies chez la femme; proportion presque double de celle de Paris qui est de 33 pour 100.

Nous avons relevé en outre 2 cas de hernie crurale double ; plus une hernie crurale double associée à une inguinale du côté opposé (hernie triple) ; ce qui fait en tout 45 cas de hernies crurales simples ou multiples.

Ainsi, sur 64 femmes âgées de plus de quinze ans, atteintes de hernies, 45, c'est-à-dire 70,31 pour 100 présentaient des hernies crurales seules ou associées à d'autres hernies.

Une seule fillette de douze ans a présenté une hernie crurale droite ; en la joignant aux précédentes, le rapport ne peut être sensiblement changé.

Le rapport de la Société des Bandages étant de 32,7

pour 100, notre moyenne reste toujours à peu près deux fois supérieure.

Les hernies crurales simples l'emportent en fréquence chez la femme sur les hernies crurales doubles dans toutes les statistiques. Ce rapport dans celle de Wernher est comme 3,2 est à 1 ; dans celle de Macready comme 3,07 est à 1 ; dans celle de M. Berger comme 2,30 est à 1 et dans la nôtre, comme 14,3 est à l'unité. L'écart est là encore plus considérable que dans toutes les précédentes statistiques étrangères, ce qui nous porterait à croire que les hernies doubles sont bien moins sujettes aux accidents que les hernies simples.

Au point de vue de la prédominance du côté, nous trouvons dans la statistique de Wernher que la relation des hernies crurales droites est aux hernies crurales gauches comme 1,84 est à 1 ; pour Macready, comme 1,9 est à 1; pour M. Berger comme 1,95 est à 1. Pour nous, si nous tenons compte de toutes les hernies crurales observées chez la femme à tout âge, seules ou associées à d'autres hernies, nous arrivons au chiffre de 33 hernies crurales observées à droite pour 18 siégeant du côté gauche et le rapport de la hernie crurale droite à celle du côté gauche est de 11,21 pour 1.

Chez la femme comme chez l'homme, la hernie crurale double présente souvent le même volume à droite qu'à gauche.

Dans les deux cas que nous relevons, la hernie avait le même volume à droite qu'à gauche ; de même pour le cas unique de hernie crurale double inguinale droite. D'autre part les hernies de moyennes dimensions l'emportent aussi de beaucoup sur les grosses. En tenant compte de toutes les hernies droites, gauches, doubles ou associées à d'autres hernies, M. Berger trouve 629 hernies petites et moyennes pour 377 grosses.

Pour nous, les résultats sont les suivants : 38 hernies moyennes pour 7 grosses ; à peu près comme 1 est à 5.

Disons un mot maintenant de la *fréquence relative de la hernie inguinale et de la hernie crurale chez l'homme et chez la femme.* — Chez l'homme, on a toujours été d'accord sur l'immense supériorité des premières, mais il n'en a pas été de même chez la femme. Les statistiques de Nivet à la Salpêtrière, de Jules Cloquet et surtout celle de la Société des Bandages de Londres accusaient à l'époque de Malgaigne une énorme prédominance de la hernie crurale sur la hernie inguinale chez la femme. Cette dernière Société arrivait au chiffre de 649 cas de hernies crurales pour 44 de hernies inguinales sur 1141 femmes atteintes de hernies.

Fréquence comparée de la hernie inguinale et de la hernie crurale chez l'homme.

Hernies	inguinales	crurales	Rapport
Société des Bandages de Londres, 1866-1867, Wernher . , . .	34788	1373	25,34 — 1
Société des Bandages de Londres, 1888-1890, Macready	17626	370	30,92 — 1
Consultat. du Bureau central Paris, P. Berger	7151	419	17,06 — 1
200 cas de hernies opérées, Lyon. . . .	124	24	5.19 — 1

Fréquence comparée de la hernie inguinale et de la hernie crurale chez la femme.

Hernies	inguinales	crurales	Rapport
Société des Bandages de Londres, 1860 1867, Wernher	3085	3968	0,77 — 1
Société des Bandages de Londres, 1888-1890, Macready	1841	1223	1,50 — 1
Consultat. du Bureau central Paris. P, Berger	1123	831	1,35 — 1
200 cas de hernies opérées, Lyon. . . .	20	48	0,42 — 1

On est étonné sur un point de constatation aussi facile de voir la Société des Bandages varier dans ses relevés statistiques de telle sorte que la hernie inguinale qui, du temps de Malgaigne, y était notée, par rapport à la hernie crurale chez la femme, dans la proportion de 1 à 15, soit revenue de 1860 à 1867 à la proportion de 0,77 à 1, et que cette proportion même se soit retournée, de 1888 à 1890 de façon à présenter un excédent très notable des hernies inguinales sur les hernies crurales ; les premières étant aux secondes comme 1,50 est à l'unité.

La proportion indiquée par notre statistique s'écarte beaucoup des trois autres et tend à prouver que, pour les hernies ayant déterminé l'intervention, la proportion des inguinales aux crurales est, chez la femme, comme 1 est à 2.

Cette discordance énorme montre avec évidence qu'en pareille matière on ne peut se fier qu'aux statistiques dont un même observateur a recueilli personnellement tous les éléments.

III. — Coexistence des hernies inguinales et des hernies crurales sur le même sujet : Distensions

Nous n'avons que très peu de choses à dire sur ces associations herniaires ; ces cas ne s'étant présentés que deux fois sur les 200 cas examinés.

Coexistence d'une hernie inguinale et d'une hernie crurale du côté opposé. — M. Berger a observé cette association de hernies dans 110 cas chez l'homme, dans 70 cas chez la femme. Chez l'homme, dans 76 cas, il y avait coexistence d'une hernie crurale droite avec une hernie inguinale gauche ; dans 34 seulement coexistence inverse.

Chez la femme, dans 41 cas, la première de ces combinaisons a été observée ; dans 29 cas la seconde.

Nous n'avons, dans notre statistique, aucun cas comme terme de comparaison.

Coexistence de hernies inguinales et de hernies crurales siégeant du même côté. — Distensions de l'aine. — Dans ces cas, les hernies coexistant du même côté sont absolument distinctes, où toute la paroi abdominale, au niveau des orifices herniaires inguinal et crural, paraît avoir cédé sous la pression des viscères. Ces cas constituent ce que M. Berger appelle les distensions de l'aine.

Cette coexistence est plus commune chez l'homme que chez la femme dans la proportion de 2 à 1 dans notre statistique et de 11 à 1 dans celle de Paris.

Cette disposition n'existe qu'exceptionnellement seule; presque toujours, quand la distension n'existe que d'un côté, du côté opposé on constate une hernie soit inguinale, soit crurale.

Nous n'avons observé en tout, sur 200 cas, que 3 distensions simples, toutes à droite. M. Berger, sur 226 cas, en a observé 7 du côté droit, 2 du côté gauche.

Quelquefois la disposition en question est bilatérale : le sujet porte deux hernies inguinales et deux hernies crurales.

La combinaison la plus fréquente d'après notre statistique est celle d'une distension gauche avec une hernie inguinale droite. Nous en avons observé 2 cas. La statistique de M. Berger en constate 69.

Les faits où une distension est associée à une hernie crurale du côté opposé sont les moins fréquents. M. Berger en cite 3 cas et nous en avons rapporté 1 cas (hernie crurale double inguinale droite).

Les cas que je viens de citer concernent les hommes excepté un seul (h. crurale double, inguinale droite) qui s'applique à une femme adulte, dont le canal de Nuck était resté perméable.

Dans les statistiques de la Société des Bandages de Londres, les renseignements sur ces cas sont rares.

Wernher se borne, sans autre détail, à constater que cette coïncidence a été observée de 1860 à 1867, dans 570 cas chez l'homme, dans 152 chez la femme.

Dans les observations de Macready, 190 chez l'homme, 20 chez la femme, corroborent les résultats du professeur Berger et les nôtres.

IV. Hernies ombilicales

Parmi les hernies ombilicales nous avons compté toutes les hernies qui se font au niveau ou au voisinage de la cicatrice ombilicale.

Nous avons observé 1 cas chez un homme âgé de plus de 15 ans. Le chiffre des sujets masculins atteints de hernies à partir de cet âge, étant de 146, on voit que 1,46 pour 100 seulement des sujets présentent des hernies ombilicales.

La proportion citée par M. Berger est plus forte ; 134 cas sur 6220 lui donnent 2,15 pour 100.

Les femmes, à partir de 15 ans, nous ont donné 8 hernies ombilicales sur 78 cas de hernies, soit 10,2 pour 100, proportion cinq fois plus forte que dans le sexe masculin, et deux fois moins forte que celle de M. Berger qui est de 22,160 pour 100.

Résumant ces données sur la fréquence de la hernie ombilicale, nous trouvons donc que celle-ci, représente par rapport à l'ensemble des hernies :

Hommes.	1,46 %
Femmes.	10,2 %
Ensemble	4.01 %

Pour les cas de M. Berger :

Ensemble	7,45 %

La procentation de la statistique de la Société des Bandages de Londres par Wernher est encore bien moins élevée. De 1860 à 1867 la hernie ombilicale ne représenterait que 3,2 pour 100 des cas de hernies de toute espèce et de tout âge.

Macready pour les années 1888 à 1890 donne la proportion de 1,14 pour 100 chez l'homme et de 15 pour 100 chez la femme.

Dans nos relevés chez l'homme, le cas unique de hernie ombilicale était accompagné d'ectopie testiculaire double. Pour être complet, il faudrait ajouter aux 9 cas cités de hernies ombilicales les 3 cas où celle-ci coexistait avec une hernie inguinale chez des hommes et rangés parmi les hernies doubles; ce qui porterait leur nombre à 12 et élèverait le pour cent de l'ensemble des hernies chez l'homme et chez la femme de 4,01 pour 100 à 5,3 pour 100.

Chez la femme, la hernie ombilicale existe presque toujours seule. Les 8 cas que nous avons constatés étaient solitaires.

On peut dire en résumé que la hernie ombilicale dans le sexe masculin est toujours moins fréquente que dans le sexe féminin ; qu'elle est surtout rare chez l'homme adulte où elle n'existe presque jamais qu'à l'état de combinaison avec une hernie inguinale simple ou double, et par conséquent comme une sorte de manifestation, d'une diathèse herniaire.

Chez la femme, au contraire, la hernie ombilicale se rapproche par sa fréquence des hernies crurales.

V. Hernies épigastriques

Sous le nom de hernie épigastrique on désigne toute hernie qui se fait dans la région comprise entre l'appendice xiphoïde du sternum et la cicatrice ombilicale et limitée latéralement par le bord externe des deux muscles grands droits de l'abdomen.

Nous constatons ici, entre les chiffres recueillis à la Société des Bandages de Londres et ceux de M. Berger, un écart considérable, et il s'agit pourtant de hernies d'une constatation des plus élémentaires qui ne peuvent prêter à aucun espèce de doute. Les méthodes ont donc été bien différentes.

Voici les chiffres de la Société des Bandages de Londres pour les années 1888, 1889 et 1890 tels que les donne Macready :

Hernies	inguinales	crurales	ombilicales	épigastriques
Hommes. . .	17538	461	209	15
Femmes. . .	1803	1197	566	6

En comparant ces chiffres avec ceux de M. Berger et avec les nôtres, nous arrivons à ce résultat que dans ces trois statistiques, les hernies épigastriques représentent, par rapport au nombre total des cas de hernies contenus dans ces relevés :

	Chez l'homme	Chez la femme	Dans les deux sexes
Société des Bandages de Londres, Macready	0,082 %	0,112 %	0,096 %
Bureau central Paris	1,88 %	0,67 %	1,37 %
200 cas de hernies opérées, Lyon . .	1,46 %	0,78 %	0,89 %

La proportion des relevés de Lyon est donc neuf fois plus forte que celle de Londres et une fois et demie moins forte que celle de Paris.

La raison d'un si grand écart entre les statistiques de Macready et celles de M. Berger, c'est qu'à Londres on n'a tenu compte que des hernies épigastriques observée chez des individus à l'exclusion des hernies autres que pouvaient porter les mêmes sujets ; tandis qu'à Paris tous les hernieux, invariablement, quelle que fût la sorte de hernie pour laquelle ils vinssent réclamer un bandage, étaient soumis à un examen rigoureux de toute la région abdominale ; c'est ainsi que M. Berger a pu déceler presque les quatre cinquièmes des cas qu'il a relevés.

Dans la grande majorité des cas, la hernie épigastrique sort sur la ligne médiane et le plus souvent plus près de l'ombilic que de l'appendice xiphoïde.

Dans les 2 cas signalés dans notre statistique, la hernie sortait à 2 centimètres environ au-dessus de l'ombilic ; l'un chez un enfant de 7 ans, l'autre chez une femme de 50 ans.

L'éventration ombilicale peut aussi avoir lieu avec la hernie épigastrique. Elle résulte d'une disposition congénitale du ventre ; elle est d'autant plus marquée que l'enfant est plus jeune ; elle disparaît complètement avec l'âge et n'existe plus chez l'adulte où M. Berger ne l'a rencontrée que deux fois.

Rapprochant ce fait de la rareté de la hernie épigastrique dans l'enfance, de sa fréquence relative dans l'âge adulte « on peut se demander, dit M. Berger, si l'éventration sus-ombilicale n'est pas le dernier vestige de cette aplasie que nous constatons assez fréquemment dans le jeune âge ».

VI. Hernies ventrales ou laparocèles, Hernie obturatrices.

Les deux cas de hernie ventrale que signale notre statistique n'occupaient par les points habituellement franchis par les hernies de ce genre. Elles faisaient saillie entre l'ombilic et le pubis au niveau de la ligne semi-lunaire de Spigel ; on les a nommées les hernies des arcades de Douglas ; c'est aussi sous ce nom qu'elles sont désignées sur nos relevés.

Dans ses observations, M. Berger en a noté 6 cas chez l'homme, 29 chez la femme, dont 9 reconnaissaient pour point de départ une inflammation circonvoisine ayant affaibli la paroi abdominale en un point déterminé.

Nous avons constaté 2 cas de hernie obturatrice ; l'un chez une femme de 60 ans, l'autre chez un homme du même âge. Tous les deux avaient présenté des symptômes d'étranglement, qui ont nécessité la cure radicale. On en trouvera la relation détaillée dans la thèse du docteur Berger, faite d'après les renseignements opératoires de M. le Dr Jaboulay.

On trouvera dans le tableau IV l'énumération complète des hernies que nous avons eu à constater sur les 200 malades opérés par M. Jaboulay et auxquels nous avons limité cette statistique ; le fait saillant qui s'en détache est le peu de fréquence, au point de vue de l'opération, des hernies dans le sexe masculin à Lyon comparé à leur multiplicité dans la statistique de Paris.

Sur 124 cas observés chez les sujets masculins âgés de

plus de 15 ans, nous avons relevé 146 hernies; sur 134 sujets masculins de tout âge, nous avons trouvé 156 hernies; la proportion des hernies à ceux qui les portent est donc, pour l'homme, comme 1,16 est à l'unité. Pour Paris, la proportion des hernies à ceux qui les portent est, pour l'homme, presque comme 2 est à l'unité. (7.433 sujets masculins pour 13.483 hernies.)

C'est un fait qui n'a encore été signalé que par M. Berger et qui est en contradiction flagrante avec les résultats officiels des statistiques jusqu'à présent publiées. De plus, après les relations fournies par le sexe, en suivant les variations que présente le chiffre des hernies suivant les âges, M. Berger arrive à établir cette loi en vertu de laquelle, chez l'homme adulte, une hernie se complète le plus souvent, tôt ou tard, par l'adjonction d'une autre hernie apparaissant du côté opposé, parfois même par l'apparition de plusieurs hernies sur le même sujet.

Cette proportion des hernies à ceux qui les portent diffère beaucoup moins dans le sexe féminin; 2534 observations n'ont fourni que 3317, soit 1,3 pour 1 à Paris. Pour nous, 66 cas observés ont fourni 79 hernies. Le nombre des hernies opérées comparé à celui des malades qui les portent est comme 1,118 est à l'unité, dans le sexe féminin.

CHAPITRE II

FRÉQUENCE DES HERNIES SUIVANT LES AGES

Fréquence générale des hernies suivant les âges. — Pour déterminer la fréquence des hernies aux divers âges de la vie, nous avons classé, par périodes successives de cinq années, d'après leur âge, les sujets sur lesquels ont porté nos observations. Dans cette répartition des 200 cas de hernies, opérées par M. Jaboulay, en catégories correspondant à des périodes successives de cinq années suivant l'âge que les malades avaient au moment où ils se sont présentés à l'hôpital, il n'existe pas de sujets âgés de moins de 4 ans. L'âge de nos malades correspond à la période adulte et à la période de vieillesse. Aussi n'aurions-nous aucun terme de comparaison à opposer aux cas de la statistique de Paris correspondant aux nouveaux-nés et aux quatre années de la première enfance. Les chiffres de la statistique de Paris justifient en effet la très-grande fréquence des hernies pendant ces quatre premières années et surtout pendant la première.

Le silence de notre statistique à cette période démontre évidemment que les cas de hernie des nouveaux-nés son bien moins graves comparés à ceux de l'adulte et du vieillard puisque sur 200 cas aucun n'a nécessité l'opération chez les enfants.

Sur 200 sujets, 191 ont pu indiquer leur âge avec certitude ; de ce nombre étaient 127 hommes et 64 femmes. On trouvera à la première colonne du relevé suivant les chiffres représentant la somme des cas de hernies appartenant à chacune des périodes dans lesquelles ces 200 sujets ont été répartis suivant leur âge. Nous mettons en parallèle les résultats de la statistique de M. Berger, pour les deux sexes séparément, puis pour les deux sexes réunis.

	Statistique de Lyon.			Statistique de M. Berger		
Hernies.	**Hommes.**	**Femmes.**	**Sujets des 2 sexes.**	**Hommes.**	**Femmes.**	**Sujets des 2 sexes.**
0 à 11 mois.	»	»	»	383	121	504
1 à 4 ans.	1	»	1	417	99	516
5 à 9	4	»	4	289	54	293
10 à 14	5	1	6	158	37	195
15 à 19	11	3	14	184	34	218
20 à 24	9	6	15	198	39	237
25 à 29	11	6	17	189	79	268
30 à 34	8	5	13	313	119	432
35 à 39	11	4	15	446	201	647
40 à 44	14	7	21	599	213	812
45 à 49	12	1	13	615	240	855
50 à 54	2	17	19	752	238	990
55 à 59	6	3	9	662	239	901
60 à 64	16	4	20	769	248	1017
65 à 69	5	1	6	683	263	946
70 à 74	5	5	10	513	178	696
75 à 79	4	1	5	241	72	313
80 à 84	2	2	4	59	37	96
85 à 89	1	»	1	11	3	14
90 à 94	»	»	»	1	»	1
95 et au-dessus.	»	»	»	»	»	»
Totaux . .	127	64	193	7,432	2,514	9,946

En examinant les résultats ainsi obtenus, nous constatons que, *dans le sexe masculin*, le chiffre des hernieux entre 5 et 9 ans révolus est quatre fois plus élevé que celui des hernieux appartenant aux quatre premières années de la vie, moment qui, avec l'extrême vieillesse, correspond dans notre statistique au maximum de la fréquence absolue de la hernie avec accidents chez l'homme.

Le nombre des hernies notées entre 15 et 19 ans révolus égale en fréquence celui des hernies contenues dans les quatorze premières années ; puis le chiffre des hernies croît pour chaque période de cinq années successives jusqu'à l'âge de 64 ans révolus, avec des périodes de rémission marquées entre 25 et 35 ans et surtout entre 45 et 55. Entre 60 et 64 ans, la hernie atteint son maximum pour décliner lentement d'abord avec une période stationnaire entre 65 et 74 ans, puis très rapidement à partir de 75 ans révolus et surtout de 80.

Les chiffres de M. Berger coïncident exactement avec les nôtres à partir du maximum entre 60 et 64 ans, mais diffèrent absolument à toutes les autres périodes. Pour lui, le chiffre des hernieux examinés pendant la première année de la vie est presque égal à celui des hernieux qui se sont présentés à la consultation dans les quatre années qui suivent. Ce chiffre est d'un bon tiers supérieur à celui des hernieux appartenant aux cinq années comprises entre 4 et 9 ans révolus et beaucoup plus que double des hernieux qu'on observe de la dixième à la quinzième année ; c'est à ce moment que la fréquence de la hernie atteint son minimum chez l'homme.

Dans le sexe féminin, nous n'observons aucune hernie opérable jusqu'à l'âge de 10 ans. Ce n'est qu'entre 10 et

14 ans qu'apparaît le premier minimum, un seul cas, que nous allons encore trouver entre 45 et 49, une troisième fois entre 65 et 69 et enfin entre 75 et 79 ans. Le nombre des hernies notées entre 20 et 29 ans révolus, égale en fréquence celui des hernies rencontrées entre 10 et 19 ans. Ce nombre décroît ensuite pour se relever entre 40 et 44 ans et tomber brusquement entre 45 et 49 ans. C'est dans la période qui vient immédiatement après que nous trouvons le maximum de fréquence des hernies chez la femme de 50 à 54 ans. Après cette période la fréquence décroît encore très brusquement jusqu'au troisième minimum : de 70 à 74 ans, elle s'élève une dernière fois pour retomber à l'extrême vieillesse.

D'après cet exposé, on voit en somme que la fréquence des hernies chez la femme est loin de suivre une marche régulière comme chez l'homme ; et la courbe graphique qui représenterait la relation de la fréquence des hernies observées aux différents âges serait bien mouvementée.

Dans la statistique de Paris cette relation diffère encore beaucoup de la nôtre. A Paris, le nombre des hernies observées pendant la première année, dans le sexe féminin dépasse largement la somme des hernies notées pendant les quatre années suivantes ; il est presque quadruple du chiffre des hernies observées de 15 à 19 ans révolus ; période à laquelle correspond, chez la femme, le minimum de hernies, puis ce chiffre se relève pour rester presque stationnaire à partir de l'âge de 35 ans, augmente légèrement jusqu'à 70 ans et diminue très-rapidement à partir de cet âge.

D'après ces renseignements, on voit que les variations du chiffre des hernies observées au Bureau central et réparties suivant l'âge de ceux qui en étaient atteints, correspondent à peu près chez l'homme et chez la femme.

Il n'en est pas de même pour nous, et la raison de cette divergence a été donnée au début de cette étude.

Dans l'un et l'autre sexe, les faits dominants sont donc :

1° La prédominance considérable des hernies observées de 5 à 19 ans sur les hernies des quatre premières années ; ce qui est le contraire pour Paris ;

2° La période stationnaire avec alternance de dépressions de 19 à 39 ans ; puis la période de décroissance jusqu'à 64 ans où nous plaçons le maximum. Pour M. Berger, le chiffre des hernies diminue rapidement jusqu'à un minimum qu'il place vers l'âge de 15 ans, puis augmente graduellemeut jusqu'à son maximum qui a lieu un peu plus tôt chez l'homme que chez la femme.

Pour nous, le maximum de fréquence chez la femme a lieu au contraire, un peu plus tôt que chez l'homme entre 50 et 54 ans.

CONCLUSIONS

En poursuivant ces recherches nous ne nous sommes nullement proposé de confirmer ou de réfuter les lois fondées sur les travaux antérieurs de même ordre. Nous n'avons pas davantage cherché à en établir de nouvelles. Nous avons simplement voulu faire un travail statistique reposant sur un nombre malheureusement trop restreint d'observations, mais recueillies toutes par la même personne, dans des conditions de continuité et de similitude qui écartent autant que possible toutes les causes d'erreur. Nous en avons nous-même indiqué les lacunes et les points faibles. Les comparaisons que nous avons fait de nos résulats avec ceux des statistiques de Paris et de Londres ont fait voir souvent des dissemblances énormes ; mais on ne s'en étonnera pas outre mesure si on veut bien se rappeler que tous nos cas de hernie ont été opérés, fait qui donne à notre travail une allure toute particulière et pour ainsi dire personnelle.

Telle qu'elle est, je la livre au contrôle de ceux qui

auront la patience de recommencer personnellement cette étude sur une plus large échelle et dans des conditions meilleures.

Ces recherches ne comportent point de conclusions à proprement parler ; mais après cette énumération détaillée il est possible de présenter en quelques lignes les faits les plus saillants qu'elles ont permis de mettre en lumière : voici quelles sont ces données, résumées sous la forme la plus concise :

Fréquence générale des hernies

A. — Suivant les sexes. — 134 cas de hernies observés dans le sexe masculin, 66 dans le sexe féminin, donnent la proportion de 2 à l'unité pour la relation des sujets masculins aux sujets féminins atteints de hernies.

Le rapport est de 3 à 1 dans la statistique de M. Berger.

B. — Suivant les variétés de hernies, 1. — *Hernies inguinales.* Dans le *sexe masculin* 73 pour 100 des sujets de tout âge qui présentent des hernies simples ou multiples, sont atteints de hernie inguinale.

2. — Sur 124 cas de hernies inguinales observés chez l'homme, 17 étaient des hernies inguinales doubles, 105 des hernies inguinales simples ; la hernie inguinale double est donc à la simple chez l'homme comme 0,116 est à l'unité.

Pour Paris, ce résultat est 4,34 à 1.

Il résulte donc des chiffres que nous avons établis que,

dans l'immense majorité des cas, la hernie inuinale est un processus simple quand elle provoque des accidents.

La proposition contraire est établie par la statistique de Paris.

3. — Les hernies inguinales droites sont aux hernies inguinales gauches comme 3 est à 1, comme 1,46 à 1 dans la statistique de Paris.

4. — Pour les hernies inguinales doubles, dans la majorité des cas, les hernies droites et gauches ont le même volume. Quand les hernies sont inégales, c'est le plus souvent la hernie droite qui l'emporte en volume.

5. — Les hernies inguinales de gros et de moyen volume sont d'une observation plus commune que les petites.

6. — Il est impossible, par l'examen sur le vivant, d'arriver à reconnaître dans tous les cas l'origine *congénitale* d'une hernie inguinale. Dans notre relevé, leur chiffre est cependant absolu, puisque toutes ont été contrôlées par l'opération.

Nous avons observé 32 cas de hernies congénitales sur 200. Dans la statistique de Paris, M. Berger n'a relevé que 479 cas avec certitude sur 10.000.

7. — De même pour les hernies inguinales directes, on n'a aucun moyen sur le vivant de les diagnostiquer d'une manière certaine, de celles qui appartiennent à la variété oblique externe. Nous n'en avons noté qu'un seul cas.

8. — Dans le *sexe féminin* la hernie inguinale simple ou double, seule ou associée à d'autres hernies, s'observe sur 14,1 pour 100 des sujets de tout âge atteints de hernies. Cette relation est de 44,6 pour 100 à Paris.

La hernie inguinale simple est environ quatre fois plus fréquente que la double.

9. — D'après nos relevés, la *hernie crurale*, pour le sexe masculin, est bien moins rare que dans ceux de M. Berger (6,6 pour 100) ; elle atteint 15,38 pour 100 des sujets atteints de hernies ; elle est assez souvent associée à une hernie inguinale.

La hernie crurale double est à la hernie crurale simple comme 1 est à 6 ; elle a à peu près la même fréquence dans la statistique parisienne.

La hernie crurale droite s'observe deux fois plus souvent que la gauche.

10. — Dans le sexe féminin, la hernie crurale se rencontre sur 60,88 pour 100 des sujets atteints de hernies.

Contrairement à l'opinion de M. Berger, elle est donc *plus fréquente que la hernie inguinale*. Pour lui, le rapport de la hernie inguinale à la hernie crurale est comme 1,35 à 1.

11. — La coexistence uni ou bilatérale d'une hernie inguinale et d'une hernie crurale siégeant du même côté et formant une même tumeur herniaire constituant la *distension de l'aine*, a été observée deux fois dans le sexe masculin et une fois chez la femme.

M. Berger en a observé 207 cas chez l'homme, 19 chez la femme.

12. — La *hernie ombilicale* dans le sexe masculin représente 1,46 pour 100 seulement des hernies existantes ; 10,2 pour 100 chez la femme. A Paris, cette relation est de 5,46 pour l'homme, de 27,34 pour 100 pour la femme.

Chez l'homme la hernie ombilicale est presque toujours

accompagnée d'autres hernies. Elle s'observe presque toujours seule chez la femme.

13. — Les hernies épigastriques sont d'une égale fréquence chez l'homme et chez la femme. Elles représentent dans notre statistique 0,89 pour 100 du chiffre total des hernies, tandis qu'elle n'entre que pour 0,96 pour 100 dans celle de Londres relevée par Macready. Pour Paris la proportion est plus élevée, 1,37 pour 100.

14. — Les *laparocèles* ou *hernies des arcades de Douglas* au nombre de 2 chez l'homme ; 2 cas de hernie obturatrice, 1 cas de hernie inguinale à double sac complètent ce relevé qui comprend 156 hernies observées et opérées sur 134 sujets masculins de tout âge ; 79 hernies reconnues et opérées sur 66 sujets du sexe féminin. La proportion des hernies suivies d'opération à ceux qui les portent dans le sexe masculin est comme 1,16 est à l'unité ; dans le sexe féminin comme 1,18 est à l'unité ; et dans les deux sexes comme 1,27 est à l'unité.

BIBLIOGRAPHIE

J. E. Malgaigne, Leçons cliniques sur les hernies, recueillies par Gelez, Paris, 1841. — Recherches sur la fréquence des hernies selon les sexes, les âges et relativement à la population, Paris, 1840.

A. Wernher, Zur statistik der Hernien (Archiv. f. Klin. chirurgie, 1869, t. XI, p. 555).

Jonathan F. C. H. Macready, A treatise on ruptures. Londres, 1893.

Duplay et Reclus, Traité de chirurgie ; art. HERNIES, t. VI.

August. von Eck (Ueber die Haufigkeit der Hernien. Kiel 1894).

Paul Berger, Résultats de l'examen de 10,000 observations de hernies recueillies à la consultation des Bandages au Bureau central de Paris, neuvième congrès de chirurgie, page 264.

TABLE

Lyon. — Imp. PITRAT AINÉ, A. Rey Successeur, 4, rue Gentil. — 1274

www.ingramcontent.com/pod-product-compliance
Ingram Content Group UK Ltd.
Pitfield, Milton Keynes, MK11 3LW, UK
UKHW021141230726
13926UKWH00002B/888